CONTRIBUTION A L'ÉTUDE

DE LA

CHIRURGIE DES CANCERS

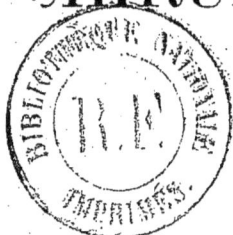

NÉCESSITÉ ET CONDITIONS

DES OPÉRATIONS COMPLÈTES

PAR

F. COULONNE

DOCTEUR EN MÉDECINE

MONTPELLIER

TYPOGRAPHIE ET LITHOGRAPHIE CHARLES BOEHM

Éditeur du Nouveau Montpellier médical

10, RUE D'ALGER, 10

1897

A LA MÉMOIRE DE MA MÈRE VENÉRÉE

A MON PÈRE

A MA FEMME

A MA SŒUR

F. C.

INTRODUCTION

Pendant les différents séjours qu'il nous a été donné de faire à Montpellier, nous avons eu l'occasion d'observer, dans la Clinique de M. le professeur Tédenat, une série de malades arrivant à l'Hôpital avec des épithéliomas ganglionnaires secondaires à des épithéliomas primitifs siégeant sur la peau de la face, sur les lèvres, à la langue ou dans la mamelle. Ces malades avaient, quelques mois auparavant, été traités pour leur lésions initiales, les uns par la cautérisation, les autres par l'ablation ; mais là s'était malheureusement bornée l'intervention ; les ganglions n'avaient été ni soupçonnés ni cherchés, ou s'ils l'avaient été, l'opérateur, ignorant ou craintif, ne les avait pas enlevés, et le carcinome continuant son évolution fatalement progressive dans les ganglions avait grandi jusqu'au point de devenir inopérable.

Et ces malheureux, si dangereusement confiants en la trompeuse sécurité à eux donnée par leur malhabile et coupable opérateur, sortaient de l'hôpital sans espoir, ou y traînaient pendant quelques semaines, une existence misérable et douloureuse à laquelle les hémorrhagies répétées, la dénutrition, la cachexie venaient enfin mettre un terme. D'autres devaient subir de graves opérations complémentaires.

Ces observations navrantes nous ont frappé. Sans doute, dans la plupart des *Traités de Pathologie*, se trouve parfaitement indiquée cette notion de l'adénopathie cancéreuse précoce ; et dans presque tous les ouvrages de chirurgie, se trouve mise en grand relief la nécessité absolue, l'obligation expresse de rechercher et d'enlever les ganglions dans toute opération de cancer. Dans tous les centres d'enseignement ce sont là des faits dont on montre à tous l'importance capitale, faisant ressortir les dangers qui suivront fatalement une opération incomplète et faisant prévoir cette implacable continuation du néoplasme dans les ganglions qu'on aurait le tort de ne pas enlever radicalement.

Il faut bien croire cependant que, malgré tout, ces notions ne sont pas encore suffisamment comprises par nos confrères, car les faits dont nous parlons ne sont malheureusement pas rares ; on le verra par la liste, hélas! trop longue, des observations qu'avec une obligeance et une courtoisie dont nous lui serons toujours reconnaissant a bien voulu nous communiquer notre ami le Dr H. Reynès, autorisé par son savant maître, M. le professeur Tédenat.

Aussi nous a-t-il semblé que nous ne ferions pas œuvre inutile en groupant les faits de ce genre, démontrant, par de tristes exemples, les dangers des opérations incomplètes et en insistant à nouveau sur la nécessité absolue de ne pas faire à demi une opération de cancer et de ne pas se contenter d'enlever la lésion initiale sans enlever aussi les ganglions correspondants.

Dans cette voie, et dans ce rappel à une loi fondamentale de la chirurgie des néoplasmes malins, M. le professeur Tédenat a bien voulu nous soutenir et nous encourager ; et considérant le côté pratique de notre modeste travail, il nous a fait l'honneur d'en accepter la présidence. C'est une distinction dont nous sentons tout le prix et pour laquelle nous le prions de recevoir ici, avec l'hommage de notre respectueuse déférence, nos sentiments de plus vive gratitude.

Que M. le professeur Estor, dont à maintes reprises nous avons pu apprécier la profonde et inépuisable bonté, nous permette, en tête de ce mémoire, de dire combien nous sentons tout ce que nous lui devons ; il fut pour nous plus qu'un Maître obligeant ; qu'il veuille bien croire à notre éternelle reconnaissance.

M. le professeur agrégé Bosc nous a aussi rendu de tels services que le souvenir de ce jeune et si savant Maître ne s'effacera jamais de notre mémoire.

Dans la même pensée nous joignons le nom du distingué Chef de Clinique de M. le professeur Tédenat, notre ami le Dr Reynès, qui nous a fourni les principaux matériaux de cette thèse. Qu'il veuille bien croire à notre meilleure amitié et accepter nos plus sincères remerciements.

CONTRIBUTION A L'ÉTUDE

DE LA

CHIRURGIE DES CANCERS

NÉCESSITÉ ET CONDITIONS

DES OPÉRATIONS COMPLÈTES

CHAPITRE PREMIER

De l'adénopathie et de la lymphangite cancéreuses secondaires.

I. — Adénopathie cancéreuse secondaire.

De tout temps, l'engorgement des « glandes » a été considéré comme un des grands signes du cancer. Entre une lésion épithéliale primitive et l'envahissement secondaire des ganglions correspondants, existe un rapport étroit et constant qui a été vu par les médecins de toutes les époques.

Ces adénopathies secondaires témoignent d'une affection toute particulière des épithéliomas pour les lymphatiques, qui sont leur grande voie de diffusion et de colonisation. Les autres variétés de néoplasmes, tumeurs du type vasculo-conjonctif, telles que les

sarcomes, ne l'empruntent que d'une façon tout à fait exceptionnelle, et se diffusent plutôt par les veines.

Quelle est la cause de cette affinité si spéciale du carcinome (et
par ce nom auquel nous donnons un sens très large, nous
entendons toutes les tumeurs épithéliales malignes) pour les
voies lymphatiques? Il faut la chercher dans ce fait que l'épithé-
liome est, de très bonne heure, diffusé dans tous les espaces du
tissu conjonctif, poussant çà et là ses bourgeons, ses lobules et
ses boyaux cellulaires. Or, Ranvier a depuis longtemps
démontré que les alvéoles conjonctifs des cancers sont en pleine
communication avec les vaisseaux lymphatiques ; ceux-ci jouent
ainsi le rôle d'un réseau de drainage, qui véhicule les cellules
cancéreuses, jusque dans les ganglions correspondants. Cette
théorie de Ranvier est acceptée par tous les auteurs, et tous nos
classiques la reproduisent. Tels Quénu, dans le *Traité* de
Duplay-Reclus, et Delbet, dans celui de Le Dentu et P. Delbet.

Cette théorie cependant vient d'être formellement attaquée
par deux lyonnais, auxquels nous laissons la responsabilité de
leur opinion. Dans la séance du 19 décembre 1896, *de la Société
de Biologie*, ces deux auteurs, MM. Cl. Regaud et F. Barjon, sou-
tiennent que dans les tumeurs malignes il n'y a jamais des
vaisseaux lymphatiques néoformés [1], et qu'en règle générale, il
n'y a pas de communication directe entre les alvéoles cancéreux et les vaisseaux lymphatiques. La pénétration des cellules
néoplasiques dans les voies lymphatiques est donc pour eux un
fait tout à fait accidentel, et résulte de l'envahissement progressif
des espaces conjonctifs par les bourgeons cancéreux.

Quoi qu'il en soit de cette discussion qui porte, en somme,
sur une question de fine histologie des tumeurs, le fait clinique

---

[1] M. Georges et Mᵐᵉ Elisabeth Hoggan (de Londres), reproduisant dans les Arch.
de Physiologie de 1880 leurs travaux communiqués à Cassel au Congrès de la
Pathological Society de Londres et de la Naturforscher Gesellschaft, niaient la
néoformation de vaisseaux lymphatiques au sein des tumeurs cancéreuses.

n'en demeure pas moins vrai, que les lymphatiques, béants spontanément, ou perforés par le néoplasme, sont une des voies les plus constantes et les plus fréquentes de propagation épithéliomateuse.

A QUEL MOMENT COMMENCE L'ADÉNOPATHIE. — C'est une question souvent posée et point encore complètement résolue : cependant, il est permis de penser que, de très bonne heure, le ganglion est envahi. « L'envahissement ganglionnaire, dit Delbet[1], est le premier pas de l'extension discontinue. Il est extrêmement précoce, bien plus qu'on ne le croit généralement ». « Dans le cancer du sein, dit Trélat[2], les ganglions de l'aisselle sont très rapidement envahis. Dans ces dernières années, où j'avais suivi attentivement les faits, je n'ai jamais vu des ganglions indemnes, quelque jeune et petite que fût la tumeur ». Sans doute, il y a des cas où, les épithéliomas cutanés ayant été enlevés, sans qu'on touchât aux ganglions, la guérison s'est maintenue définitivement. Von Winiwarter a cité des cas de ce genre ; mais ce sont là des faits qui ne peuvent pas infirmer la grande valeur de la loi générale.

L'ADÉNOPATHIE EST-ELLE TOUJOURS PERCEPTIBLE. — Tout d'abord, nous supposons l'anatomie régionale des ganglions et des territoires dont ils sont tributaires parfaitement connue ; cela est indispensable ; nous exigeons que cette connaissance anatomique ne se borne pas à l'anatomie vulgaire ; il faut de toute nécessité savoir les anomalies fréquentes des voies lymphatiques, savoir les fines anastomoses, par lesquelles elles permettent une diffusion exceptionnelle et l'envahissement d'un ganglion, là où il n'est pas de règle de le constater.

Enfin il faut encore, par un doigté fin et habile, savoir saisir

[1] Traité de ch. clin., tom. I, 1895.
[2] Clin. chirurg., I, pag. 794.

et apprécier les adénopathies, dès qu'elles commencent; et certes ce n'est pas toujours facile; Dietrich n'a-t-il pas écrit, sur cette « Palpation des lynphatiques », un mémoire important[1]? et est-ce sans raison que Tillaux y insiste dans sa *Chirurgie clinique*. Il y a même des cas nombreux où le ganglion ayant conservé au palper ses caractères normaux : volume, consistance, mobilité, est cependant frappé à jamais par le carcinome; Gussenbauer[2] l'a parfaitement démontré. Il nous est souvent arrivé, disent G. et E. Hoggan[3], de prendre des ganglions malades pour ce que nous croyions être un ganglion sain et d'acquérir plus tard, au moyen de l'examen microscopique, la certitude que ce ganglion, sain en apparence, était déjà cancéreux à différents degrés[4]. « On ne voit pas toujours les ganglions, dit Trélat; ils peuvent échapper aux plus minutieuses recherches quand ils sont restés tout petits; et ce petit volume n'empêche pas qu'ils puissent être dégénérés. » Retenons donc cette notion capitale : c'est que la recherche des adénopathies cancéreuses est parfois difficile, délicate; mais qu'une recherche, négative cliniquement, ne doit pas faire conclure à une intégrité, qui est au contraire exceptionnelle. Je n'ignore pas que certains épithéliomes de la peau, suite de lésions chroniques, de verrues, de loupes, de petits kystes sebacés ou sudoripares, de crasses de vieillards, sont regardés par les auteurs comme bénins et comme ayant une évolution en général lente; je sais qu'on les considère comme n'envahissant que très tardivement les ganglions. Cornil, Heurtaux, dans les Dictionnaires, y insistent, et Tillaux[5] le disait encore récemment; c'est là une opinion qui répond à des faits positifs; mais, par nos observations, on verra que, pour être partis

---

[1] Centralb. f. klin. médic., 1887, pag. 288.
[2] Zeitschr. f. Heilkunde, 1881.
[3] Arch. de Physiolog., 1880.
[4] Trélat ; Clin. chir., I, pag. 551.
[5] Tillaux ; Bullet. médic., janvier 1897.

de ce principe, ces cancroïdes cutanés ne font qu'à la longue des adénopathies, les médecins se sont exposés à d'épouvantables épithéliomas ganglionnaires secondaires.

Tant que ces lésions du tégument externe, crasses de vieillards, tannes, adénomes sébacés, sudoripares, etc., sont circonscrites par une coque conjonctive dense, tant que les accumulations de cellules épithéliales n'ont pas rompu le moule glandulaire qui les contient, nous admettons que les ganglions restent sains ; mais dès que les barrières sont rompues, les cellules épithéliales se diffusent dans le tissu conjonctif ; par définition, voilà le cancroïde réalisé, et l'adénopathie est imminente.

Rappelons cependant que les épithéliomas des muqueuses et ceux du pourtour des orifices naturels (cancroïdes des lèvres), plus malins que les cutanés, font aussi une adénopathie plus précoce.

L'ADÉNOPATHIE EST RÉGIONNAIRE ; c'est-à-dire que l'épithélioma primitif d'une région envoie ses éléments infectants coloniser dans les ganglions qui lui correspondent normalement.

En d'autres termes, il en est de l'infection néoplasique des ganglions, comme de leur infection microbienne ; et l'adénopathie secondaire se forme là où aboutissent normalement les lymphatiques de la région où siège l'épithélioma. Le cancer des lèvres amène une adénopathie sous-maxillaire ; celui du sein colonise dans l'aisselle, celui de la vulve dans le pli de l'aine, etc.; toutes réserves faites pour des anomalies imprévues, mais qu'il faudrait rechercher et constater.

FORMES CLINIQUES DE L'ADÉNOPATHIE CANCÉREUSE. — Laissons de côté les cas de ganglions qui contiennent un microscopiqué noyau cancéreux et échappent à toute investigation. Les autres se rapportent à 3 types principaux :

1° Il n'y a qu'un ganglion, ou une chaine ; mais chaque ganglion de la chaine est dur, mobile, indolent et d'un volume moyen.

2° Les ganglions sont ramollis, fondus les uns dans les autres par la périadénite, ils s'ulcèrent et subissent des infections secondaires.

3° Forme suraiguë, mais rare, où les ganglions se prennent en masse, formant une polyadénite.

Enfin parfois, outre ces adénopathies régionnaires que Broca appelait cancers successifs, on voit la néoplasie atteindre des groupes ganglionnaires plus ou moins éloignés du foyer initial, formant ainsi des cancers métastatiques (Broca).

Au point de vue de notre étude spéciale, les formes les plus importantes à retenir sont : la forme où un seul ganglion est pris ; ou bien la forme où, la chaine étant prise, les ganglions n'ont encore qu'un volume moyen ; ces formes sont facilement perceptibles. *Mais n'oublions pas qu'il existe aussi des stades initiaux d'adénopathie cancéreuse qui échappent à nos moyens d'investigation clinique ; ce sont des formes de début qui, pour être invisibles et intangibles, n'en sont pas moins très redoutables et commandent l'ablation la plus complète.* « Il nous est souvent arrivé d'enlever à l'extrémité du chaînon sous-pectoral, dit M. Forgue [1], de petits ganglions d'apparence honnête et macroscopiquement sains ; envoyés au laboratoire d'anatomie pathologique, ils y ont été reconnus et déclarés cancéreux».

[1] Forgue et Reclus ; Traité de thérapeutique chirurgicale, tom. II, pag, 534

II. — Lymphangite cancéreuse.

Les vaisseaux lymphatiques peuvent transmettre aux ganglions les embolies cellulaires néoplasiques sans devenir eux-mêmes cancéreux ; ils jouent alors le simple rôle d'un canal vecteur; ou bien ils subissent l'effet contaminant des cellules qu'ils charrient, et leurs propres parois deviennent cancéreuses : on a alors la lymphangite cancéreuse ; celle-ci se présente en général sous la forme de petites traînées blanchâtres, petits cordons dilatés, bosselés, moniliformes, présentant d'ici de là des nodosités ; *lymphangite noueuse*. Cette lymphangite, jusqu'à ces derniers temps, a été trop peu étudiée, elle existe pourtant très fréquemment ; maintes fois, M. le professeur Tédenat en a montré des exemples au cours d'ablation d'épithélioma du sein, et sur plusieurs pièces recueillies dans la clinique de ce Maître, et examinées dans le laboratoire de M. le professeur agrégé Bosc; le Dr Reynès nous a assuré avoir fréquemment rencontré ces traînées de lymphangite cancéreuse à la face profonde des tissus mammaires ou dans les tissus qui rattachaient la glande aux ganglions de l'aisselle. La pathologie en est encore mal déterminée ; M. et Mme Hoggan [1] l'expliquent de la façon suivante :

Le ganglion n'est autre chose qu'un organe à clôture automatique pour empêcher le passage des substances morbifiques dans la circulation générale ; aussi, dès qu'une cellule cancéreuse entraînée par le courant lymphatique arrive dans le ganglion, elle s'y arrête, y subit ses métamorphoses régressives, sa dégénérescence en contaminant les tissus réticulaires qui sont à son contact; d'autres cellules émanées du foyer primitif ne tardent pas à arriver et encombrent de plus en plus le ganglion ; le phénomène d'apport continuant sans cesse, le tampon formé par l'agglomé-

[1] Arch, de Physiolog., 1880.

ration des cellules néoplasiques augmente, ne trouve plus de place dans le ganglion, remplit la lumière du lymphatique et l'obstrue peu à peu, s'allongeant graduellement, et finissant par toucher à la tumeur primitive. Le lymphatique forme à ce moment un tube plein, qui se dilatera de plus en plus jusqu'à la limite de résistance de ses parois, et dans lequel se trouvent mêlées cellules cancéreuses et cellules lymphatiques. Par la suite, toutes les cellules dont se compose le tampon deviennent cancéreuses ; et à son tour ce cylindre néoplasique infecte les cellules pariétales du lymphatique : la lymphangite cancéreuse est alors créée, et c'est tout le long de ce vaisseau qu'entre la tumeur et le ganglion vont se développer des tumeurs secondaires. — Cette description est appuyée par des dessins représentant des coupes microscopiques justificatives. Suivant cette théorie, l'infection du canal lymphatique se ferait ainsi dans un sens opposé au courant lymphatique, c'est-à-dire du ganglion vers la tumeur.

Retenons cependant ces deux faits : un ganglion peut être contaminé sans que les lymphatiques intermédiaires entre lui et la tumeur initiale soient malades ; d'autre part, un peu plus tard, les lymphatiques intermédiaires sont pris et réunissent le ganglion à la tumeur par un pont de substance cancéreuse.

En d'autres termes, la lymphangite n'est pas plus constante dans l'adénopathie secondaire néoplasique, qu'elle ne l'est dans les adénites aiguës ; cette donnée est vraie ; et nous l'exposons parce que l'histoire naturelle des maladies est indépendante des déductions thérapeutiques qu'on en peut tirer ; mais en fait, il faut savoir que plus les examens microscopiques se multiplient, plus on s'aperçoit qu'entre la tumeur et les ganglions, il y a souvent de véritables traînées épithéliomateuses qui infiltrent les lymphatiques ; aussi, en pratique doit-on toujours considérer comme suspects les tissus qui correspondent au trajet normal des lymphatiques mis en cause.

III. — Diagnostic de l'adénopathie cancéreuse.

Le diagnostic est en général facile; le malade se présente avec un cancroïde de la face, un cancer de la lèvre ou de la langue, un épithélioma du sein, et on trouve les ganglions gros, durs, non douloureux, dans les régions parotidiennes, sous-maxillaires, ou axillaires; dans ces conditions il n'y a, en général, pas à hésiter; il s'agit d'envahissements ganglionnaires secondaires à l'épithélioma primitif.

Dans l'immense majorité des cas, les choses sont ainsi; pourtant et quoiqu'il faille dans la pratique les tenir pour plus rares encore qu'ils ne sont, il y a des cas où les ganglions sont engorgés et ne sont pas cependant sous la dépendance d'une infiltration cancéreuse; il y a donc des distinctions à faire; et un diagnostic toujours délicat, parfois difficile, s'impose.

Les ganglions peuvent être gros et indurés par le fait de l'âge ou par le fait d'influences professionnelles et d'un travail musculaire exagéré; par exemple chez des boulangers et des forgerons.

Il y a également des gonflements ganglionnaires qui sont le reste d'anciennes adénites aiguës déterminées, par exemple, par une carie et une fluxion dentaire, un panaris, une brûlure, un abcès; d'autres sont entretenus par des lésions chroniques du tégument, comme cela peut se voir chez des gens atteints de varices, d'eczéma ou d'ulcère variqueux. Roland[1] a cité des cas de ce genre. On peut aussi observer chez des épithéliomateux au début des indurations et hypertrophies ganglionnaires dues à une autre maladie : le cancer, par exemple, peut survenir chez un syphilitique dont tout le système ganglionnaire est hypertro-

---

[1] Thèse, Paris 1882. Complicat. lymphat. dans les affections eczémateuses.

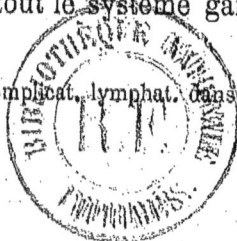

2

phique ; il peut également survenir chez des scrofulo-tubercu-
leux : tels les cas de dégénérescence cancroïdale d'anciens lupus,
d'anciennes tuberculoses cutanées, ou de vieux foyers ostéo-
myélitiques ou ostéo-bacillaires ; dans ces faits de dégénérescence et de maladie mixte (Volkmann, Nicoladoni, Leloir)[1], il
sera parfois difficile de distinguer, dans l'adénopathie constatée,
ce qui revient aux anciens foyers d'ostéite inflammatoire, d'ostéite bacillaire, de tuberculose cutanée, ou d'anciens ulcères cica-
triciels.

On voit qu'il y a d'assez nombreux cas où l'erreur serait possible, soit qu'on prenne pour cancéreux un ganglion depuis
longtemps engorgé avant la naissance de l'épithélioma, soit
qu'on considère comme une simple et banale adénopathie inflammatoire chronique, un ganglion qui est déjà réellement cancéreux ; et ce n'est que par une étude minutieuse du cas, par un
interrogatoire très précis, par l'examen de tous les autres ganglions du sujet, qu'on parviendra à faire un diagnostic exact.

ADÉNOPATHIES BANALES AU COURS DES ÉPITHÉLIOMAS. — Il
y a des cas d'adénopathies régionnaires qui sont manifestement
liées à l'évolution d'un épithélioma, et qui ne sont pas cependant le signe d'une infiltration, d'un envahissement spécifique,
néoplasique ; l'épithélioma, dans ce cas, s'est ulcéré de bonne
heure, a ouvert ainsi la porte à des germes infectieux de viru-
lence variable qui, transmis par les lymphatiques dans les ganglions, y ont colonisé et ont ainsi réalisé une adénite banale.

Ce sont là des faits qu'il faut connaître ; et pour les distinguer,
outre les renseignements sur l'évolution de la maladie, il y a,

[1] Devars ; Dégénéresc. cancroïdale des anciens foyers otéo-myélitiques. Lyon,
1893-94, n° 933.

Desbonnets : Epithélioma développé sur lupus. Thèse, Paris 1894, n° 353.

Volkmann. Sammlung klin. vorträge, n° 234-235, 1889.

Leloir ; Scrofulo-tuberculose de la peau, 1892.

pour faire le diagnostic, des signes importants sur lesquels M. le professeur Tédenat a insisté à maintes reprises.

L'adénopathie vraiment cancéreuse survient lentement, progressivement ; elle est dure, non douloureuse.

L'adénopathie inflammatoire simple vient rapidement, est molle, douloureuse, fait vite de la périadénite, et si les germes infectieux sont assez virulents, elle s'ulcérera bientôt et s'ouvrira à l'extérieur. Ces adénopathies surviennent surtout dans les épithéliomas des lèvres, de la langue, des amygdales, de la vulve et s'expliquent par l'abondante flore bactérienne de la région envahie.

ADÉNOPATHIES CANCÉREUSES INFECTÉES. — Enfin, il y a une dernière forme à signaler dans laquelle coïncide le cancer et l'infection banale ; il existait depuis longtemps une adénopathie dure, indolente, vraiment cancéreuse, quand, en peu de temps, elle grossit, se ramollit et devient plus douloureuse.

Ce fait s'explique par l'apport d'un germe suppuratif dans un ganglion déjà cancéreux antérieurement ; le ganglion est ici le siège d'un envahissement mixte, cancéreux et inflammatoire banal ; cela s'observe surtout dans les épithéliomas ulcérés siégeant le long du tube digestif ; M. le professeur Tédenat nous citait un cas semblable observé à l'occasion d'un épithélioma de l'amygdale. Dans ces cas d'adénite mixte une incision donnera issue au pus et montrera un fond de bourgeons cancéreux qui, excités par cet incident, vont proliférer et faire un ulcère néoplasique.

Pour terminer ce chapitre de l'adénopathie cancéreuse secondaire, il ne nous reste plus qu'à parler de son *pronostic* et de son *évolution* ; c'est là un des points les plus importants de la question ; et de lui, dépendent toutes les règles de la thérapeutique chirurgicale trop souvent, hélas ! transgressées ou oubliées.

Cette étude trouverait sa place naturelle à la fin de ce chapitre général sur l'adénopathie secondaire ; mais comme nous voulons démontrer la marche fatale de ces épithéliomas ganglionnaires, non par de vaines paroles et des citations qu'il serait facile d'accumuler, mais par des faits positifs, des observations probantes qui constituent une des parties fondamentales de notre travail et lui donnent un caractère tout à fait pratique, nous en faisons un chapitre spécial, qui sera le deuxième de notre étude.

CHAPITRE II

Evolution fatalement progressive des épithéliomas ganglionnaires secondaires.

Qu'ils siègent sur le tégument externe, sur les muqueuses ou dans les viscères, les cancers ont une évolution absolument fatale et implacablement progressive ; il n'y a de remède que dans le traitement chirurgical appliqué de bonne heure, dans l'ablation précoce et totale du mal.

Or, ce qui est vrai pour les cancers primitifs l'est également pour les cancers secondaires qui se font dans les ganglions ; une fois contaminé par la cellule épithéliomateuse, le ganglion devient tout entier cancéreux ; et s'il revêt la forme anatomo-pathologique de la lésion primitive, il en revêt également les caractères cliniques ; le ganglion cancéreux secondaire évolue absolument comme un cancer primitif ; il ne régresse jamais, il marche progressivement, envahissant les tissus autour de lui, pouvant, comme un épithélioma primitif, envahir à distance d'autres ganglions lymphatiques ainsi que le montre une de nos plus tristes observations, pouvant enfin se généraliser et amenant la mort, comme elle se produit d'ordinaire chez les cancéreux, par hémorrhagie, par infections surajoutées, par inanition, intoxication et cachexie.

Si donc on se contente d'enlever un cancer primitif sans enlever en même temps les ganglions envahis, l'épithélioma continuera son évolution dans ces organes ; l'opération aura été inutile, vaine, incomplète ; bien plus, trop confiant dans la parole de son médecin inhabile et coupable, le malade auquel l'épithélioma primitif a été enlevé se croit guéri, se préoccupe peu de la grosseur de ses ganglions et laisse souvent aller les choses jusqu'au point même de défier toute nouvelle opération.

PSEUDO-RÉCIDIVES GANGLIONNAIRES. — Il importe, d'ailleurs, de ne pas se méprendre sur ces épithéliomas ganglionnaires secondaires ; il ne s'agit pas de récidives, comme on l'a cru à une certaine époque ; c'est une véritable continuation du mal dans un organe que le chirurgien a eu le tort de ne pas toucher, continuation tout à fait analogue à celle qui se produit fatalement dans un organe cancéreux, dont on n'enlèverait qu'une portion. «On dit, dans ces sortes de cas, qu'il y a une récidive ganglionnaire, qu'on opère une récidive ganglionnaire, dit Trélat [1], c'est une grosse et fallacieuse erreur. Ce n'est pas une récidive, mais simplement l'accroissement, le développement d'un état pathologique qui existait au moment de l'ablation du sein et qui n'a pas été reconnu parce qu'il manquait de caractères grossiers ». Trélat, dans la leçon d'où nous extrayons ces lignes, avait surtout en vue le cancer du sein et les ganglions axillaires ; mais ce qu'il dit est applicable à tous les cancers quel que soit leur siége.

Thierch admettait trois catégories de récidives :

La *récidive continue* (récidive par continuation de Broca) quand elle survient au siége même de l'opération (*in situ*), l'extirpation n'ayant probablement pas été complète ;

La *récidive régionnaire* (par repullulation de Broca) quand elle se produit dans la cicatrice ou à côté d'elle, mais assez longtemps après l'opération pour qu'on puisse supposer qu'elle a été complète ;

[1] Clin. chir., tom. I, pag. 799.

Enfin la *récidive par infection*, quand, la région opérée restant saine, il se produit une infection ganglionnaire ou viscérale. Après ce que nous avons dit de l'adénopathie secondaire, il est certain que bon nombre de ces soi-disant récidives par infection ne sont que des continuations d'épithéliomas qui existaient déjà au moment de l'opération sur le cancer initial, mais qui n'étaient même pas perceptibles ou n'avaient pas encore altéré les caractères normaux des ganglions.

Nous savons, en effet, qu'un ganglion même imperceptible peut être cancéreux ; nous avons dans le précédent chapitre cité l'opinion de Gussenbauer, de M. et Mme Hoggan, de Trélat.

Terrillon, à la Société de Chirurgie, fit des remarques analogues à propos des cancers de la langue, montrant qu'on trouvait de petits ganglions, impossibles à reconnaître avant l'opération, situés fort au loin dans l'épaisseur des parties réputées saines. « Avant qu'ils soient perceptibles cliniquement, dit Delbet [1], ils sont envahis ».

De toutes ces considérations ressort cette notion : toutes les fois qu'au cours d'une opération de cancer, on n'enlèvera pas les ganglions, on aura toute chance de voir survenir non pas une récidive ganglionnaire, mais une continuation de l'épithélioma dans le ganglion, une adénopathie secondaire avec son évolution invinciblement progressive et fatale.

C'est ce que vont nous démontrer les observations suivantes recueillies par M. le Dr Reynès, à la Clinique chirurgicale de M. le professeur Tédenat, et que ce maître éminent veut bien nous autoriser à publier.

[1] Tr. de chir. clin., tom. I, 1895.

OBSERVATIONS INÉDITES

RECUEILLIES A LA CLINIQUE DE M. LE PROFESSEUR TÉDENAT,

PAR M. LE Dr H. REYNÈS, CHEF DE CLINIQUE.

---

*Observations d'adénopathies secondaires à des cancroïdes et épithé-
liomas traités en tant que lésions locales, mais sans qu'on ait
en même temps enlevé les ganglions envahis (Opérations incomplètes).*

Première Observation.

Cancroïde du front.— Traitement incomplet.—Adénopathie secondaire inopérable.
Mort.

J.-E. 52 ans, entré le 16 décembre 1895, dans la salle Bouisson, n° 27 (Hôpital suburbain). Il y a deux ans, fut opéré, par
ablation au bistouri, d'un cancroïde siégeant au milieu du front ;
ce cancroïde était une dégénérescence d'une plaque d'acné séba-
cée partielle (crasse de vieillards), dont le malade porte encore
quelques échantillons sur la peau de la face. *Les ganglions ne
furent pas enlevés.* La guérison opératoire fut rapide ; l'adénopathie secondaire ne tarda pas non plus à poursuivre son évolution ; et aujourd'hui le malade se présente portant un volumineux collier de tumeurs ganglionnaires, remplissant les deux
côtés du cou et descendant dans les creux sus-claviculaires ;
dans les aisselles même on trouve les ganglions très gros et durs.
La peau est déjà rouge amincie. Etat général mauvais.

M. le professeur Tédenat refuse, bien entendu, toute intervention ; et le malade meurt de cachexie le 31 janvier 1896.

Observation II.

Histoire lamentable d'une crasse de vieillard. — Deux opérations incomplètes. — Adénopathies secondaires inopérables. —Mort.

Mme V. G..., 72 ans, huit enfants, d'ordinaire bien portante, avait sur la peau de la face diverses crasses de vieillards ; l'une d'elles, il y a six ans, dégénéra en cancroïde qui siégeait sur la partie droite du front. Un médecin proposa et fit le traitement de ce petit cancroïde, qu'il cautérisa par les agents chimiques et guérit promptement. Aucune intervention sur les ganglions ; la malade nous dit cependant qu'à ce moment elle avait déjà une petite grosseur dure au niveau et en avant du lobule de l'oreille ; il s'agissait d'un ganglion engorgé sur la face externe de la parotide. Cette adénopathie continua, grandit, et au bout de peu de temps ulcéra la peau. Un second médecin consulté propose l'ablation du ganglion, et fait une opération au cours de laquelle il *coupe le facial*, d'où paralysie motrice (chute des paupières, commissure tirée à gauche, joue flasque, pendante et anesthésie légère du côté droit) ; l'opération fut d'ailleurs insuffisante, et la plaie donna naissance à une ulcération cancéreuse, le mal continuant son évolution dans la parotide et les ganglions intraparotidiens. Quelque temps après, les ganglions sus-claviculaires furent envahis, et enfin ceux de l'aisselle. La malade rentra dans le service de M. le professeur Tédenat, ayant tout le côté droit du cou et l'aisselle bourrés de ganglions volumineux, ulcérés, suppurés et saignant.

La pauvre femme reçut les soins qu'on pouvait lui donner ; cela se réduisit à panser proprement ses ulcères et à calmer ses douleurs.

De graves hémorrhagies ne tardèrent pas à survenir, et emportèrent bientôt la malade, arrivée au dernier degré de cachexie (27 juillet 1896).

Observation III.

Cancer des lèvres. — Ablation locale. — Adénopathie secondaire. — Opération
complémentaire.

F... Louis, 54 ans, patron de barque ; bonne santé générale ;
grand fumeur de pipe ; il y a seize mois, sur la lèvre inférieure du côté droit, naît un cancroïde sous forme de petite
plaque ulcérée, qui s'étend peu à peu. Cinq mois plus tard, un
médecin pratique l'ablation du cancroïde, fait une excision en V,
suture, et obtient une rapide réunion, qui persiste d'ailleurs
aujourd'hui. *Pas d'enlèvement des ganglions.* Aujourd'hui, au
niveau du cancroïde enlevé, les tissus sont souples et sains ;
mais toute la région sous-maxillaire droite est occupée par une
masse cancéreuse ganglionnaire, du volume d'une mandarine,
dure, indolore, et légèrement mobile ; son début apparent
remonte à quatre mois.

Le 10 février, M. le professeur Tédenat endort le malade
(éther-chloroforme) et fait un curage complet de la région envahie. Au cours de l'opération, une de ces masses ganglionnaires
se crève et laisse sortir du pus.

M. Tédenat fait remarquer, à ce propos, que les infections surajoutées impriment, en général, une marche rapide aux adénopathies cancéreuses. La plaie est réunie, et la cicatrisation se fait
rapidement. Mais le pronostic reste douteux ; car, malgré tout
le soin apporté à l'opération, il n'est pas certain qu'on n'ait pas
laissé quelque tout petit morceau de tissu cancéreux, et dans ce
cas une pseudo-récidive est à craindre, qui témoignera de la continuation du mal.

Observation IV.

Cancer de la lèvre supérieure. — Ablation. — Pas d'enlèvement des ganglions.
Adénopathie secondaire inopérable. — Incurabilité.

M..., Jacques, 70 ans, entre salle Bouisson, 16, le 8 décembre 1896. Le 5 septembre 1896, a été opéré par M. le Dr X...,
qui lui enleva avec le bistouri un petit carcinome, siégeant sur
la partie gauche de la lèvre supérieure ; l'opération fut très
simple, et la guérison locale se fit très vite et est encore parfaite ;
*mais les ganglions sous-maxillaires qu'on avait cependant sentis
gros et durs ne furent pas enlevés*, aussi l'adénopathie a-t-elle
évolué et a-t-elle pris en un an un volume considérable ; toute
la région sous-maxillaire est envahie et la tumeur dépasse même
ses limites, s'étendant en avant vers la ligne médiane, en arrière
vers le sterno-cléido-mastoïdien; en haut le maxillaire est envahi;
en bas les ganglions du creux sus-claviculaire sont pris.

La tumeur est volumineuse, adhérente profondément. Le
malade réclame vainement une intervention ; M. le professeur
Tédenat juge à bon droit le cas inopérable : car l'enlèvement de
tout le mal serait impossible, et l'intervention ne pourrait qu'activer son évolution. Il y a déjà de la contracture des mâchoires,
l'alimentation se réduit à du bouillon et du lait ; l'amaigrissement
est considérable ; les forces ont disparu ; découragé, le malade
quitte l'hôpital ; et il est facile de porter sur lui un pronostic fatal
à brève échéance.

Observation V.

Cancer de la lèvre inférieure. — Cautérisation. — Adénopathie secondaire
inopérable.

M..., Hippolyte, 46 ans, entré 8 juin 1896, salle Bouisson,
20.

Il y a 6 mois, consulta un médecin pour un épithélioma, occupant la partie droite de la lèvre inférieure ; cet épithélioma assez étendu, mais superficiel, psoriasiforme, fut traité par les caustiques chimiques, *sans qu'on touche aux ganglions*. La lèvre inférieure est restée parfaitement guérie.

Mais dans la région latérale droite du cou, tout le long de la chaîne carotidienne, les ganglions sont infiltrés de néoplasmes, durs, formant une tumeur du volume d'un œuf, qui s'insinue profondément dans l'espace pharyngo-trachéal. Il y a un mois, la peau, progressivement amincie et rongée par la néoplasie, s'est ulcérée ; les microbes ont envahi les parties superficielles de la tumeur qui présente des points de suppuration. Du côté gauche, un petit ganglion dur est constaté le long du sternum, un peu au-dessous du niveau de l'os hyoïde. M. Tédenat juge le cas inopérable, à cause de la fixation de la tumeur, de son infiltration dans les parties profondes du cou et de l'envahissement probable des ganglions de la base du cou, ou du médiastin. Le 13 juin, le malade sort.

Observation VI.

Cancer de la lèvre inférieure. — Traité par les caustiques. — Pas d'ablation des ganglions. — Adénopathie sous-maxillaire inopérable.

G..., Ambroise, 55 ans, mars 1896, salle Bouisson, n° 15.

Il y a un an se fait traiter pour un petit épithélioma de la lèvre inférieure (côté gauche), qui avait débuté depuis six mois ; cautérisation ; *pas d'intervention ganglionnaire* ; la guérison de la lèvre a été rapide et se maintient parfaite.

Mais depuis cinq mois les ganglions sous-maxillaires sont envahis et se sont ulcérés. La tumeur, grosse comme une orange, occupait d'abord toute la région sous-maxillaire gauche, mais maintenant elle la dépasse largement en haut, en bas et sur les côtés. Elle est adhérente, fixe, dure, profondément enclavée dans le cou.

L'opération jugée impossible, M. le professeur Tédenat fait quelques injections de krystal-violet (v. Mosetig-Moorhoff) dans la tumeur au niveau des points ulcérés. Le malade sort le 21 mars 1896. Pronostic fatal.

Observation VII.

Cancroïde de la lèvre supérieure.— Ablation.— Pas d'opération sur les ganglions
Adénopathie secondaire. — Opération complémentaire.

A..., Pierre, 68 ans, entré 20 janvier 1896, salle Broussais 15.

En juin 1894, le malade est atteint d'une petite ulcération, qui siège sur la lèvre inférieure à gauche, s'étend et atteint bientôt le diamètre d'une pièce de un franc; indolente, reposant sur une base indurée. En mai 1895, le malade se fait traiter. Un médecin diagnostique un cancroïde et l'enlève au bistouri *sans toucher aux ganglions*. — Guérison parfaite de la lèvre.

Mais sous le menton le malade a de très bonne heure senti de petites « glandes » dures, dont le volume est allé augmentant sans cesse.

En janvier 1896, l'*adénopathie secondaire* est volumineuse ; les ganglions durs par places, mous en d'autres endroits, occupent toute la région sous-maxillaire gauche et s'étendent vers la région sous-hyoïdienne et le creux sus-claviculaire ; le mal est à l'extrême limite des interventions légitimes ; M. Tédenat se décide à opérer, à cause d'une mobilité relative de la tumeur, qui ne paraît pas s'infiltrer très profondément.

22 janvier. Opération. Ether-narcose. Durée 25 minutes ; la dissection de la tumeur est lente, difficile ; elle s'étend plus profondément qu'il ne semblait ; il y a des prolongements que M. Tédenat poursuit prudemment jusques sur les vaisseaux profonds du cou. Cependant l'opération s'achève complètement

et sans incident. La guérison se fit dans les meilleures conditions.

Le malade sort le 10 février.

A la coupe, les ganglions présentent l'aspect épithéliomateux : tissu blanchâtre, encéphaloïde ; par la pression on fait sourdre du suc et des boyaux épithéliaux.

Observation VIII.

Cancer du sein. — Opération incomplète. — Amputation insuffisante de la mamelle. — Pas d'enlèvement des ganglions. — Récidive in situ et adénopathie axillaire secondaire. — Opération complémentaire.

Mme X..., 47 ans, salle Füster, n° 4.

Réglée à 15 ans ; mariée à 21 ans ; accouchée d'une fille à 22 ans ; allaitement pendant trois mois seulement, à cause d'un abcès du sein gauche ; pas encore ménopausée. Début du cancer il y a 3 ans 1/2, par une petite grosseur en pleine mamelle droite ; évolution progressive, volume augmente constamment, indolence ; dureté. Le 27 septembre 1895, opérée par M. le Dr X... *Les ganglions ne sont pas enlevés, et la mamelle elle-même n'est pas amputée en totalité et largement* ; l'opération est donc doublement insuffisante.

Aussi y eut-il de bonne heure une continuation du cancer dans la cicatrice et dans les portions restantes de la mamelle (récidive continue, de Thiersch ; récidive par continuation, de Broca), en même temps survient une *adénopathie secondaire dans l'aisselle*.

La mamelle et l'aisselle sont bourrées de petites masses cancéreuses, dures, indolentes. La malade rentre ainsi à l'hôpital, et M. Tédenat fait ressortir combien a été insuffisante la première opération ; il en propose une seconde et la pratique le 15 février, avec l'anesthésie par l'éther. La diffusion des lésions autour du sein oblige à faire une large brèche en forme de raquette, dont la queue se prolonge dans l'aisselle; tous les ganglions de l'aisselle sont enlevés; à la coupe, ils sont nettement cancéreux; l'aponévrose du grand pectoral est enlevée; et on coupe un morceau du grand pectoral envahi par le cancer. Le pont de peau, entre la tumeur et l'aisselle, est également enlevé. La suture de cette vaste plaie est impossible en totalité; mais on fait des sutures partielles; le reste est rapproché par des sutures enchevillées. Drainage, pansement. On conçoit combien réservé doit être le pronostic, en ce qui concerne une nouvelle récidive, malgré le soin minutieux apporté dans l'opération pour enlever tous les tissus malades.

Observation IX.

Cancer du sein droit. — Amputation sans ablation des ganglions. — Récidive locale. — Adénopathie secondaire. — Envahissement de la mamelle et de l'aisselle gauche. — Inopérable.

H..., Françoise. 37 ans; entrée le 28 août 1896; salle Dessault. Bien réglée à 13 ans; mariée à 16 ans, 3 enfants à terme; allaitement du premier pendant 25 mois. Début du cancer il y a un an et demi; grosseur dans le sein droit; mobile; mamelon rétracté, petit volume. Opérée le 10 février 1896, par M. le Dᵣ X..., *qui n'enlève pas les ganglions et fait une ablation étroite de la mamelle*; aussi le mal continue-t-il dans la plaie, qui forme ulcère, et dans les ganglions de l'aisselle droite; en même temps la mamelle gauche est envahie, et les ganglions de l'aisselle de ce côté deviennent aussi durs et gros.

Le cas est inopérable.

M. le professeur Tédenat fait remarquer combien on aurait tort d'interpréter ce fait comme un exemple de diathèse cancéreuse; la première opération, ayant été insuffisante, a laissé sur

place un foyer néoplasique, qui, par les communications lymphatiques qui unissent fréquemment les deux mamelles, a envahi
la seconde. C'est un exemple de propagation par intervention
insuffisante, qui montre bien les dangers de ces opérations, faites
à demi. M. Trélat a cité une observation analogue et stigmatise,
en termes vifs, l'abstention du chirurgien, qu'il trouve « aussi
inexplicable que fâcheuse [1] ».

Telles sont les observations qui nous ont été si obligeamment
communiquées; nous savons que des faits analogues ont été
observés par plusieurs maîtres de cette Faculté, notamment par
M. le professeur Forgue; mais nous ne voulons pas multiplier
inutilement ces malheureuses observations; les 9 inédites, que
nous venons de publier, sont de trop probants exemples des
méfaits des opérations incomplètes, où l'on se borne à traiter la
lésion initiale, sans enlever en même temps les ganglions.

Nous nous dispenserons donc de rééditer les faits semblables
que nous avons rencontrés dans les auteurs.

Nous ferons cependant une exception pour l'observation suivante, publiée par H. Leloir [2]; elle présente un intérêt tout spécial à cause de la coexistence de l'épithélioma et de la tuberculose,
et elle comporte un enseignement de haute importance.

Observation X (Leloir).

Dégénérescence cancroïdale d'un lupus. — Ablation. — Pas d'enlèvement des
ganglions. — Adénopathie secondaire. — Inopérable. — Mort.

Il s'agit d'un malade atteint depuis longtemps de lupus de la
face; ce lupus subit, un beau jour, la dégénérescence épithéliomateuse, formant un cancroïde. La tumeur cancéreuse cutanée

---

[1] Trélat; Clin. chir., tom. II, pag. 798.
[2] Traité de la scrofulo-tuberculose de la peau, 1892, pag. 203.

fut largement enlevée par le bistouri et ne récidiva pas ; la plaie d'opération laissa à sa suite une cicatrice parfaite. Malheureusement, quelques mois après, au niveau des ganglions myloïdiens, se développa une énorme tumeur cancéreuse, qui prit de telles proportions qu'elle devint rapidement inopérable, et entraîna en quelques semaines la mort du malade.

CHAPITRE III

Règles opératoires des cancers. Opérations complètes.

Nous voici arrivés au moment où nous devons tirer les conclusions de ce que nous avons précédemment exposé. Dans le premier chapitre nous avons montré combien précoce et générale était l'adénopathie cancéreuse secondaire, et établi l'existence de traînées lymphatiques néoplasiques plus ou moins épaisses, mais toujours importantes, réunissant le tumeur primitive aux ganglions envahis. Dans le second chapitre nous avons établi par des observations nombreuses et convaincantes l'évolution fatalement progressive de l'adénopathie secondaire. Nous avons vu, par contre, que souvent la guérison locale avait été facilement obtenue et demeurait longtemps dans les meilleures conditions.

Il ne nous reste plus qu'à faire l'application des considérations précédentes, et à formuler les règles opératoires qui en découlent.

Après ce que nous avons dit, les principes qui doivent guider le chirurgien dans une opération de cancer paraissent d'une évidente simplicité, et il semble bien que jamais on ne devrait entreprendre une opération pareille sans la faire *complète*. Or, l'opération complète comprend ces trois temps : ablation large de la tumeur ; ablation des ganglions envahis ; ablation des traînées lymphatiques et des tissus contaminés qui réunissent la tumeur aux ganglions. Hors ces trois termes, il n'est pas d'opération complète.

Enlevez-vous, en effet, la tumeur avec une trop parcimonieuse
économie, vous laisserez dans la plaie des nodules néoplasiques
qui continueront à évoluer ; oublierez-vous ou aurez-vous peur
d'aller à la poursuite, toujours délicate, souvent difficile, des ganglions pris, soyez certain que le mal y persistera et y grandira ;
de même en sera-t-il si vous laissez une bande intermédiaire de
tissus infectés entre les ganglions et la tumeur.

Comme nous le disions dans notre avant-propos, ce ne sont
pas là des notions nouvelles, et il a fallu toute la série des observations malheureuses publiées plus haut pour nous convaincre
de l'utilité pratique qu'il y avait à rappeler ces principes de la
chirurgie des néoplasmes. Ces observations nous prouvent que
trop de nos confrères ont oublié la notion exacte de ce que doit
être une opération complète de cancer, et n'attachent pas à la
recherche et à l'ablation des ganglions envahis l'importance capitale qu'elles méritent.

A dire vrai, ces fautes opératoires si graves ne s'expliquent-
elles pas par ce fait qu'on est trop porté à considérer certaines
opérations de cancers comme très faciles, et à la portée de tous?
C'est là une erreur ; sans doute, deux coups de ciseaux sur un
cancroïde insignifiant de la lèvre, ce n'est qu'un jeu ; sans
doute, une application de caustiques sur une crasse dégé-
nérée de vieillards, sur une plaque d'épithélioma cutané, sont
des interventions insignifiantes ; pour beaucoup même l'ablation
restreinte, parcimonieuse, avare, d'une mamelle est une opération pour laquelle ils rougiraient d'appeler le confrère chirurgien;
et pourtant, quelle erreur que cette façon de concevoir les choses
et quels tristes résultats pratiques elle promet !

L'opération complète d'un cancer est pénible, si on la veut
bien faire; les ganglions sont difficiles à enlever ; n'est-ce pas
une véritable opération que d'aller curer une loge sous-maxillaire? n'est-ce rien d'aller parfois presque contre les vaisseaux
profonds du cou pour arracher un ganglion minuscule dont la

présence compromettrait tout ? n'est-ce rien que d'aller faire un curage complet de l'aisselle, et de côtoyer, sans la blesser, la veine axillaire ; ne faut-il pas du sang-froid, de l'habileté, et une habitude chirurgicale bien marquée ? Ce sont là des réflexions que nous avons entendu faire, et à juste titre, par M. le professeur Tédenat. Les difficultés sont tout aussi grandes quand il s'agit d'aller enlever les ganglions de l'aîne ; dans un cas d'épithélioma de la vulve, M. Tédenat extirpa 3 ganglions, mais « non sans difficulté, à cause du voisinage de la veine fémorale » [1].

L'opération complète est donc difficile ; mais il faut qu'elle soit complète.

« Quand un groupe ganglionnaire, dit Trélat [2], est envahi par une dégénérescence néoplasique, il faut enlever tout ce groupe ganglionnaire ; si un seul ganglion échappe, il va continuer à évoluer. Et ce n'est pas une réelle récidive en ce cas, mais une continuation du mal incomplètement enlevé. Donc, pas de doute, *ne jamais laisser de ganglion* ; or, on ne les voit pas toujours, ils peuvent échapper aux plus minutieuses recherches quand ils sont restés tout petits, et ce petit volume n'empêche pas qu'ils puissent être dégénérés. Pour qu'aucun n'échappe à l'ablation, le mieux est d'enlever toute la masse cellulaire ou cellulo-adipeuse où ils sont contenus ».

Parlant du cancer lingual, Trélat disait : «enlevez la totalité du mal à un moment quelconque de son évolution, et votre malade sera sauvé » ; or, comme cette ablation totale est impossible quand le cancer s'est infiltré au loin dans les tissus, ou diffusé dans les ganglions, Trélat insistait sur la nécessité de reconnaître et d'opérer le mal de bonne heure ; « la thérapeutique des cancers de la langue n'est pas une question de médecine opératoire ; elle réside uniquement dans le diagnostic précoce de ces tumeurs si

---

[1] Tédenat ; in thèse de G. Wolff ; Carcinome de la vulve. Montpellier, février 1897.

[2] Trélat ; Clin. chirur., tom. I, pag. 551.

essentiellement malignes, et dans leur large ablation à une époque où on est encore en droit de les considérer comme encore
circonscrites » (*Ibid.* pag. 664, 666). Plus loin, Trélat consacre
deux leçons aux cancers du sein et aux ganglions axillaires ; il
conseille d'enlever largement toute la glande, avec l'aponévrose
sous-jacente, et même quelques fibres du grand pectoral ; « au
moindre soupçon de ganglion, quand même ce soupçon serait de
l'incertitude, videz la totalité de l'aisselle ».

Cette « vidange de l'aisselle » (Forgue) (Ausraumung der Ach-
selhöle) est, à l'heure actuelle, de règle dans les cancers de la
mamelle ; Kirmisson a eu le mérite d'y insister et d'en montrer
la nécessité absolue, sans restriction. A Montpellier, MM. les pro-
fesseurs Tédenat et Forgue n'opèrent jamais autrement.

« Enlever les ganglions, dit M. Forgue[1], c'est enlever à la
récidive cancéreuse un siège de prédilection ».

Se basant sur des recherches entreprises par un de ses élèves,
le Dr Rieffel, qui a trouvé que la récidive des cancers mammaires
se ferait 95 fois sur 100 dans la cicatrice, et 5 fois seulement
dans les ganglions, Tillaux[2] écrit : « s'il n'existe pas de ganglions appréciables au toucher, il est inutile de prolonger l'incision sous le bras, de parti-pris, afin de curer l'aisselle ; on com-
plique, on aggrave ainsi l'acte opératoire sans aucun bénéfice
pour la malade ».

Nous ne saurions trop nous élever contre une pareille erreur,
qui va à l'encontre des notions les mieux établies sur l'adénopathie secondaire, sur les dégénérescences cancéreuses ganglionnaires dont les formes sont parfois si discrètes que la lentille ou le
microscope seuls peuvent les déceler. Cette erreur est d'autant
plus funeste qu'elle est écrite par un maître éminent dans un
livre d'ailleurs plein de mérite et devenu en quelque sorte le
vade-mecum de bien des praticiens éloignés des grands centres.

[1] Forgue et Reclus ; Traité de thérapeut. chirurgicale, tom. II, pag. 534.
[2] Chir. clin. d'édit., tom. I, pag. 741, 1894.

Répétons-le bien : qu'on les sente ou qu'on ne les sente pas, les ganglions doivent être enlevés dans toutes les opérations de cancers du sein. « Souvent l'inspection axillaire la plus attentive ne révèle aucun engorgement suspect ; on incise dans l'aisselle, et on trouve une chaîne de ganglions modérément tuméfiés »[1].

Kœnig[2] est d'avis d'opérer les cancers aussi largement que possible : « une autre règle importante, dit-il, est d'enlever avec le néoplasme une zone de tissus sains aussi large que possible ; en effet, grâce aux germes cancéreux régionnaires, les récidives sont d'autant plus fréquentes que l'incision est plus rapprochée des limites de la tumeur ». Il montre l'avantage des opérations faites de bonne heure, avant l'envahissement des ganglions lymphatiques. « Toutefois, dit-il, l'infection ganglionnaire n'exclut pas la possibilité d'une guérison durable, si l'on a soin d'extirper complètement les ganglions malades. »

Gussenbauer, l'un des premiers, insista sur la nécessité des opérations larges, et érigea en principe que, dans toute opération de carcinome, on devait extirper les ganglions lymphatiques de la région correspondante. Küster insista sur l'importance de l'extirpation des ganglions de l'aisselle dans tous les carcinomes de la glande mammaire. Pour les mêmes cancers, Delbet[3] combat l'opinion de Terrillon et de Butlin, qui repoussaient en 1891 et 1888 l'extirpation des ganglions quand ils ne sont pas cliniquement appréciables, et se déclare partisan du curage systématique de l'aisselle ; il emprunte une statistique de Kœnig, et montre que cette prudente méthode donne deux fois plus de résultats durables que l'amputation simple du sein.

Sans doute, comme nous le disions plus haut, le curage de l'aisselle fait de l'opération du cancer du sein une intervention

[1] Forgue et Reclus ; *ibid.*

[2] Kœnig ; Path. chir. spéciale, tom. I, pag. 253, 394.

[3] Delbet ; Traité de Chir. — Duplay et Reclus ; tom. VI, pag. 306, sqq.

délicate et difficile, qui n'est pas à la portée de tous ; mais est-ce une raison pour se contenter d'une opération qui sera fatalement suivie d'insuccès ? ce ne sont pas les malades qui doivent se soumettre à l'insuffisance de leurs médecins, c'est aux médecins à être profondément pénétrés des principes qui doivent guider l'intervention pour qu'elle soit vraiment utile, et, s'ils jugent l'acte opératoire au-dessus de leurs forces, qu'ils confient leurs malades aux spécialistes ; c'est là faire tout à la fois œuvre de science et de conscience.

D'ailleurs l'ablation large de la tumeur initiale et l'ablation des ganglions ne sont pas tout ce qui constitue l'opération complète; il y faut ajouter l'ablation du tissu cellulaire intermédiaire, tissu dans lequel cheminent les lymphatiques. Ces lymphatiques souvent sont sains, et ne participent pas à l'envahissement néoplasique, ils ont simplement transporté les cellules cancéreuses sans se laisser infecter par elles ; ces faits ont été constatés microscopiquement, et se démontrent cliniquement par les guérisons parfaites observées après les opérations, où ganglions d'un côté, tumeur de l'autre, ont été enlevés ; cela est surtout vrai pour quelques cancroïdes de la face, mais non pour tous ; en tous cas, ce n'est plus vrai pour les cancers mammaires ; ici les tissus intermédiaires sont toujours bourrés de lymphatiques cancéreux, et il faut toujours, absolument toujours, les enlever ; sinon on s'expose sûrement à une continuation et à une repullulation. L'expérience le démontre, l'anatomie pathologique le prouve, comme nous l'avons dit plus haut en rapportant, à propos de la lymphangite cancéreuse, les travaux de M. et Mme Hoggan.

Quénu [1] et Delbet [2] adoptent entièrement cette manière de voir.

---

[1] Duplay et Reclus ; Traité de chirurgie.

[2] Le Dentu et Delbet ; Traité de chirurgie clinique.

La formule générale et définitive des opérations complètes des cancers se résout donc à ces trois termes :

Ablation locale, précoce, très large, large dans la périphérie, large dans la profondeur.

Ablation complète et systématique des ganglions, qu'ils soient ou non perceptibles; sauf très rares exceptions.

Ablation des tissus intermédiaires.

EXEMPLES D'OPÉRATIONS COMPLÈTES OU LES GANGLIONS PRESQUE IMPERCEPTIBLES ÉTAIENT CANCÉREUX.

Observation XI.

Recueillie par M. le Dr Reynès dans la Clinique de M. le Professeur Tédenat.

D. F..., 45 ans, gantier, entre le 1er juin 1896, salle Bouisson, n° 16. *Epithélioma de la lèvre inférieure*, côté gauche ; début en janvier 1896, par un petit bouton qui a grossi, s'est ulcéré, formant actuellement une ulcération surélevée du volume d'une pièce de 1 franc ; *ganglion sous-maxillaire presque pas sensible*. Opération. Chloroforme. M. Tédenat fait : 1° l'ablation large de la tumeur ; 2° enlève au bistouri toute une bande de tissus entre la tumeur et les ganglions ; 3° cure la loge sous-maxillaire.

Le ganglion, qu'on ne sentait pour ainsi dire pas, était déjà en pleine dégénérescence épithéliomato-kystique. Le malade sort guéri le 20 juin.

Observation XII.

Recueillie par M. le Dr Reynès, dans le service de M. Tédenat.
M. de Rouville, professeur suppléant.

G. L..., 68 ans, salle Broussais, n° 12; janvier 1897. *Epithé-lioma de la lèvre inférieure*, côté gauche. Début en juin 1895, par un petit bouton sur la lèvre inférieure entre la commissure et la ligne médiane ; le début s'est fait sur la muqueuse. En octobre 1895, un médecin pratique une étroite ablation en V ; réunion immédiate. Mais le malade ressentait toujours un petit noyau dans la cicatrice, ce noyau s'est accru depuis juillet 1896, il a surtout grandi en septembre et octobre ; puis, en trois semaines, a pris son volume actuel : une petite noix. La tumeur est à peine ulcérée, en dedans on constate de légères érosions. *Ganglions sous-maxillaires à peine sensibles*. M. le professeur agrégé de Rouville opère le 15 janvier, il fait une large ablation en V, et enlève en même temps le *ganglion, qui est absolument dégénéré* (suc cancéreux abondant). Sort guéri au 15e jour.

Observation XIII.

Recueillie par M. le Dr Reynès, dans le service de M. Tédenat.

S. L.., 75 ans, entre le 9 décembre 1895, salle Bouisson, n°21, *Epithélioma de la lèvre inférieure* sur la ligne médiane ; a débuté il y a trois ans, a grossi lentement ; actuellement volume d'une noisette; peu ulcéré; ganglions non perceptibles. Le 11 décembre, M. Tédenat opère, enlève la tumeur, puis les tissus intermédiaires par une incision médiane descendante; on trouve un petit ganglion sublingual très dur, blanchâtre, et donnant par expression du suc et des comédons épithéliaux. Guérison rapide.

Observation XIV.

Recueillie par M. le Dr Reynès dans le service de M. Tédenat.

P... J..., 55 ans ; entré le 4 décembre 1895, salle Bouisson, 20. *Epithélioma de la lèvre inférieure*, à cheval sur la commissure droite, envahissant légèrement la joue ; ganglion dur, adhérent sous le corps droit du maxillaire.

Opération le 11 décembre ; M. le professeur Tédenat enlève toute la néoplasie, la partie droite de la lèvre inférieure, une notable portion de la joue du même côté, et poursuit les ganglions dans la loge sous-maxillaire ; ganglions plus gros qu'ils ne semblaient ; à la coupe, nettement cancéreux. Sort guéri le 24 janvier.

EXCEPTIONS A LA RÈGLE.

Pour terminer, il nous reste à parler de quelques cas exceptionnels, où la perception d'un ganglion augmenté de volume n'est pas le signe invariable d'une infection cancéreuse ; déjà, dans le chapitre premier, à propos du diagnostic, nous avons indiqué les faits de ce genre ; il s'agit alors d'épithéliomas plus particulièrement disposés, en raison de leur siège, à des contaminations microbiennes banales : tels les épithéliomas de la langue, de l'amygdale, de la vulve. Dans ces cas, l'adénopathie peut n'être qu'inflammatoire ; mais elle revêt alors ses signes propres : elle est tardive dans son apparition par rapport à la date de début de l'épithélioma ; une fois née, elle est rapide dans son évolution, et douloureuse à la pression.

Dans ces cas, on pourra ne pas enlever le ganglion.

Dans d'autres circonstances, il s'agit d'épithéliomas le plus souvent cutanés, parfois muqueux, à évolution lente, à forme superficielle, peu infiltrante, et où les ganglions paraissent sains, et ne sont en effet envahis que très tardivement. Si l'opération est faite de bonne heure, il est possible que l'infiltration ganglionnaire ne se soit pas produite, et dès lors on pourra espérer un bon résultat en se bornant simplement à une large ablation locale.

Nous avons parlé de ces deux circonstances qui peuvent justifier un manquement à la règle des opérations complètes ; mais nous tenons à insister sur le caractère exceptionnel de ces faits : en pratique, mieux vaut les tenir pour excessivement rares ; et conserver dans toute son intégrité la formule opératoire complète dont nous nous sommes efforcés de justifier, dans ce travail, les trois termes indissolubles.

Seule, l'exécution de cette formule d'opération complète donne satisfaction aux constatations anatomo-pathologiques, et tient compte de l'enseignement fourni par les récidives locales, régionnaires, ou ganglionnaires constatées après des ablations insuffisantes ; elle seule, tout autant que l'ablation de tout le mal est matériellement possible, donne au chirurgien l'assurance d'avoir fait une intervention rationnelle, et lui permet d'espérer une guérison définitive.

CONCLUSIONS

1. Exception faite pour certains cancroïdes cutanés à forme superficielle, à marche excessivement lente, tous les épithéliomas se diffusent très rapidement : *localement* dans les tissus qui circonscrivent la périphérie de leur noyau initial ; *à distance*, dans les ganglions.

2. Il est définitivement démontré que les ganglions peuvent être cancéreux sans avoir subi le moindre changement de volume appréciable en clinique ; donc, le fait de ne pas percevoir les ganglions ne prouve rien et ne doit pas faire exclure leur ablation systématique.

3. La lymphangite cancéreuse existe très fréquemment dans n'importe quel cancer ; elle existe toujours dans les cancers mammaires ; elle n'est qu'exceptionnellement perceptible à nos sens ; il y a donc entre la tumeur primitive et les ganglions envahis un pont de tissu comprenant des traînées lymphatiques plus ou moins infiltrées d'éléments néoplasiques.

4. L'anatomie pathologique fait prévoir, la clinique — voir nos observations — démontre que le cancer continue à évoluer soit immédiatement, soit peu après une intervention où on n'a pas enlevé tous les éléments néoplasiques : a. dans le foyer initial ; b. dans les ganglions ; c. dans les tissus intermédiaires.

5. L'indication est donc d'enlever le mal le plus largement possible.

6. La formule moderne de l'opération complète des cancers comprend trois termes :

a. Ablation locale, précoce et très large, large dans la périphérie, large dans la profondeur ;

b. Ablation complète et systématique des ganglions, qu'ils soient ou non perceptibles ; sauf rares exceptions ;

c. Ablation des tissus intermédiaires entre les ganglions et le néoplasme initial.

INDEX BIBLIOGRAPHIQUE

LEBERT. — Traité des maladies cancéreuses 1857.

BROCA. — Traité des tumeurs.

CORNIL. — Art. cancers. (Dict. encycl. des Sc. médic).

HEURTAUX. — Art. cancers. (Dict. de méd. et Ch. pratique).

HUMBERT. — Néoplasmes des ganglions lymph. ; thèse d'agrég. Paris 1878,

VELPEAU. — Clin. chir. 1840-41.

MICHON. — Cancer cutané : thèse concours 1848.

BILLROTH. — Krankheiten der Brustdrüsen (Deutsch Chir. Lift. 41. 1880).

WINIWARTER. — Allgem. Chir. Patholog. und Thérapie 1880.

M. ET Mᵐᵉ HOGGAN. — Arch. de Physiologie normale et pathologique 1880.

GÜSSENBAUER. — Développem. des tumeurs secondaires des gangl. lymph. (Zeitschs. f. Heilk. 1881).

DIETRICH. — Palp. des gangl. lymphat. (Centralbl f. Klin medic. 1887. p. 286).

KIRMISSON. — Ablation des cancers du sein et des gangl. axillaires. Soc. de Chir. 1ᵉʳ février 1882.

BANKS. — Extirpation des gangl. axill. dans les cas de cancer du sein. (Sem. Méd. 1887. p. 108).

TRÉLAT. — Cliniques chirurgicales ; t. I ; 1891.

QUÉNU, DELBET. — Traité de Chirurgie. Duplay-Reclus : t. I et t. VI.

DELBET. — Traité de Chirurgie clinique et opér. Le Dentu-Delbet, t. I. 1896.

FORGUE ET RECLUS. — Traité de Thérapeut. chirurgicale. 1ʳᵉ édit.

KŒNIG. — Traité de Path. chir. spéc. ; traduction Comte 1888. t. I.

RIEFFEL. — Récidives et généralisation des cancers du sein. Thèse Paris. 1890.

WATSON CHEYNE. — Opérat. de cancers (Lettsomian lectures ; Lancet 15 févr. 1896).

KUMMER. — Pronóst. et trait. du cancer du sein (Sem. méd. 17 janv. 1897).

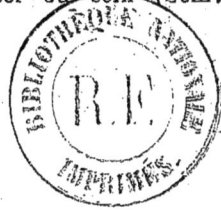

Montpellier. — Imprimerie Charles Boehm.

116